AF458893

DE

# L'INFLAMMATION

DE LA MEMBRANE MUQUEUSE

# DES BRONCHES,

## SUIVIE DE PARALLÈLES

ENTRE LA PÉRIPNEUMONIE, LA PLEURODYNIE, LE CROUP, LA COQUELUCHE, L'ANGINE TRACHÉALE ET L'ASTHME AIGU DES ANGLAIS.

Par J. Philippe, de Metz.

Ouvrage utile à toutes les classes de la société, particulièrement aux personnes faibles et délicates, celles souvent affectées de rhume et de catarrhe pulmonaire.

*O quantum difficile est curare morbos pulmonum! O quanto difficilius eosdem cognoscere et de iis certum dare præsagium.*
(BAGLIVI, Prax : Med : L. I. ch. 9. p. 35.)

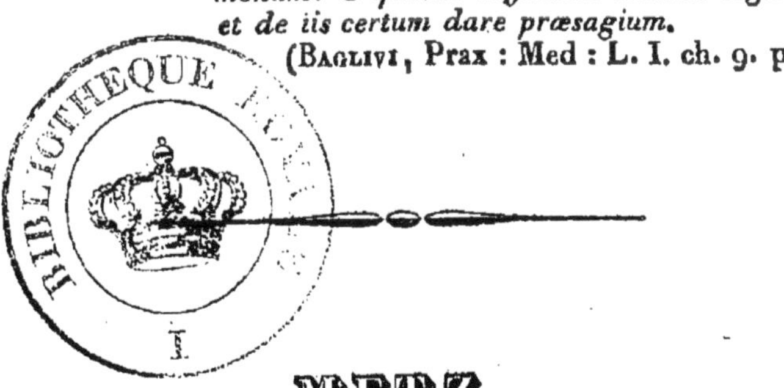


METZ,
DE L'IMPRIMERIE DE J.-M. PIERRET,
rue Fournirue, n.° 24.

1835.

*AUX MANES CHÉRIS*

**DE M. PHILIPPE,**

MON GRAND PÈRE,

*Docteur en médecine;*

Hommage reconnaissant et regrets éternels!!!

---

*A MES CHERS FRÈRES,*

**MM. S. PHILIPPE ET PHILIPPE JEUNE,**

*Jouaillers à Paris;*

Comme un gage public de ma reconnaissance et de ma sollicitude fraternelle!!!

---

**A M. IBRÉLISLE, PÈRE,**

*Docteur en médecine et en chirurgie, ancien chirurgien en chef et professeur à l'hôpital militaire de Metz, membre du Jury médical de la Moselle et de plusieurs Sociétés savantes, officier de la légion-d'honneur, etc.*

Estime et vénération commandées par ses vertus et ses talens!!!

*L. Philippe.*

PRÉFECTURE
de la Moselle.

Bureau particulier.

# LETTRE

## *De M. le Préfet de la Moselle.*

J'ai reçu, Monsieur, avec votre lettre du 18 Février, le manuscrit de l'essai que vous vous proposez de publier sur le catarrhe pulmonaire. Etranger à la science de la médecine, j'ai dû soumettre votre ouvrage à un homme éclairé dans l'art de guérir; il m'est agréable de vous dire qu'il a obtenu son suffrage; mais il a pensé avec moi, qu'il ne devait paraître et être imprimé que sous les auspices du médecin éclairé et recommandable auquel il est dédié.

Je vois avec plaisir, Monsieur, que vous vous destinez à une carrière honorable et utile à la société, et je désire trouver l'occasion d'encourager votre zèle.

Recevez, Monsieur, cette assurance et celle de ma parfaite considération.

Le Préfet de la Moselle,
*Signé :* Le Baron de Balzac.

*A M. L. Philippe, rue de l'Arsenal, à Metz.*

# LETTRE

*De M. le Docteur* IBRÉLISLE, *père.*

MONSIEUR,

J'ai reçu le manuscrit que vous m'avez adressé sur le catarrhe pulmonaire; je l'ai examiné avec attention, et je pense que rien ne s'oppose à sa publication. Peut-être y aurait-il quelques observations à faire sur la méthode curative que vous établissez pour combattre l'inflammation de la membrane muqueuse des bronches, que l'on soumet généralement maintenant au traitement anti-phlogistique, mais elles apporteraient trop de changemens à votre travail, qui est fort bon en lui-même et qui est digne de l'impression. J'en accepte avec plaisir la dédicace, et vous prie d'en agréer mes remercimens : agréez aussi, Monsieur, l'assurance du parfait dévouement de

Votre très-humble serviteur,
*Signé :* IBRÉLISLE, père.

*A M. Philippe fils, chez M. son père, rue de l'Arsenal.*

# AVANT-PROPOS.

PENDANT le cours de mes études médicales, j'eus le bonheur de suivre dans leur pratique plusieurs médecins distingués, et j'eus l'avantage d'observer le traitement d'un grand nombre d'affections de poitrine. L'inflammation de la membrane muqueuse des bronches a été très-fréquente et a fixé particulièrement mon attention : en effet, une maladie qui peut atteindre (aussi légère qu'elle paraît être) des organes essentiels à la vie, mérite sans doute beaucoup de considérations.

Ayant observé qu'un très-petit nombre des personnes atteintes de cette phlegmasie, avaient le bonheur de guérir, et que celles qui n'y avaient pas succombé, traînaient une vie languissante, je soupçonnai qu'il existait quelque chose de défectueux dans la manière d'envisager l'inflammation de la membrane des voies aériennes, et je résolus enfin d'exposer mes idées à ce sujet.

Cet ouvrage est mon premier essai, et mon âge ne m'ayant pas permis d'acquérir la maturité du talent, ce faible travail, dis-je, doit nécessairement porter le cachet de l'imperfection; mais le lecteur voudra bien l'accueillir favorablement avec prière de me tenir compte de mon zèle et de mes efforts.

# CONSIDÉRATIONS GÉNÉRALES.

Remonter aux causes d'une maladie; analyser minutieusement les symptômes auxquels elle donne naissance; les apprécier à leur juste valeur; distinguer ceux qui sont pathognomoniques ou certains, de ceux qui ne sont que généraux ou accidentels : tels sont, dis-je, les points principaux qui doivent fixer l'attention du médicin et précéder tous remèdes agissans. Ces moyens seuls peuvent le guider sûrement dans leur administration. S'écarte-t-il de cette route, au contraire, il agit au hasard, compromet les jours des malades confiés à ses soins, se range sous la bannière de l'aveugle charlatanisme; et, semblable en quelque sorte au navigateur sans boussole au milieu d'une mer remplie d'écueils, il s'égare dans le labyrinthe obscur des affections qui ont entr'elles des points frappans de similitude. Ainsi, connaître et les causes et les symptômes d'une affection, cette connaissance est donc la base sur laquelle doivent reposer tous les moyens curatifs; sans eux point de certitude dans leur emploi, et sans eux point de pronostic : car il est de toute impossibilité de prévoir l'issue d'une maladie sur l'existence de laquelle on n'a que des conjectures.

L'état inflammatoire, qu'il est aisé de reconnaître lorsqu'il occupe les parties extérieures, ne l'est pas autant à beaucoup près, lorsque celles qui ne sont point soumises à l'action de nos sens, en sont atteintes; car fort souvent alors un grand nombre de symptômes qui tendront à faire soupçonner l'état morbifique d'une partie, ont tant de similitude avec ceux qui se font remarquer dans l'affection de telle autre, qu'il ne faut pas moins qu'une longue pratique et le coup-d'œil le plus exercé, pour distinguer de suite l'organe devenu le siège de la maladie.

N'a-t-on pas vu l'inflammation des méninges être prise pour celle de la substance propre du cerveau? La péripneumonie n'a-t-elle pas été confondue avec l'inflammation de la plèvre? N'en est-il pas de même pour une foule d'autres maladies? L'expérience a prouvé que des erreurs de ce genre ne se rencontraient que trop-souvent dans la pratique.

Mais que serait-ce, si des symptômes pathognomoniques, reconnus et établis d'après une longue suite d'observations, ne venaient quelquefois éclairer l'homme de l'art sur la nature et le siège de la maladie, et le guider dans l'emploi des moyens propres à la combattre?

Comme toutes les autres parties de notre économie, les membranes muqueuses peuvent devenir fort souvent le siège de l'inflammation. Cet état pathologique peut, comme on sait, constituer deux modes bien distincts, l'aigu et le chronique. D'une apparition presque subite, le premier se manifeste par des symptômes violens, s'accompagne souvent de fièvre et parcourt ses diverses périodes avec rapidité ; l'autre au contraire, à peine sensible dès son début, est sans violence ; sa marche est lente, et sa terminaison toujours indéterminée, se fait attendre long-temps.

Comme il est d'autres affections avec lesquelles le catarrhe pulmonaire a quelque ressemblance, je terminerai ce travail par des parallèles entre la phlegmasie que je traite et celles qui pourraient la simuler.

# DE L'INFLAMMATION

## DE LA MEMBRANE MUQUEUSE

# DES BRONCHES.

L'INFLAMMATION de la membrane muqueuse qui tapisse les bronches, est connue sous le nom de Catarrhe (*Catarrhus*). *Angina pectoris* (Selle), *medecina clinica Berol* : 1788. *Peripneumonia catarrhalis*; Huxham, T. II. p. 189; et Sauvages, T. II. p. 500.

Vogel (1) s'exprime ainsi : « Die sogenannte » peripneumonia notha, gehoret zu den catarrhen. » Franck (2) dit aussi : « Peripneumonia notha fortior » bronchiorum catarrhus est. »

Le catarrhe des voies aériennes est ordinairement produit par l'influence d'un air froid et humide et caractérisé par les symptômes locaux et sympathiques suivans :

1.° Douleur sourde et gravative, chaleur modérée, rougeur et tuméfaction légère;

2.° Excrétion muqueuse, d'abord supprimée, puis abondante avec des changemens dans sa couleur et sa consistance;

3.° Lésion des fonctions des organes affectés; enrouement et sentiment d'oppression dans la poitrine, toux sèche, puis humide; anxiétés, douleurs vives à la tête; vertiges; respiration gênée; etc.

4.° Phénomènes sympathiques; éternument et

(1) Handbuch der praktischen Arzneiwissenchaft. Stendal, 1795.

(2) De curandis hominum morbis epitome.

fièvre légère. Presque tous les auteurs admettent cet état inflammatoire.

Cullen, sans placer le catarrhe pulmonaire au rang des phlegmasies, dit qu'il a beaucoup d'affinité avec elles. M. le docteur Cabanis est d'un sentiment opposé : « Quoique les rhumes de poitrine, » dit-il, imitent quelquefois la pleurésie et la péripneumonie, il ne faut pas en conclure que leur » caractère soit véritablement inflammatoire. » (1) Malgré tout le poids d'une autorité aussi recommandable en médecine, je ne crois pas devoir adopter son opinion. Il est vrai que dans des cas, l'inflammation est légère ; mais son existence n'en est pas moins réelle.

Cette maladie attaque pour l'ordinaire les enfans et les femmes, par rapport à leur faiblesse naturelle, à la sensibilité des membranes muqueuses et à l'état habituel des organes de la respiration ; les vieillards y sont beaucoup plus exposés que les adultes ; les personnes d'un tempérament lymphatique ; celles dont la constitution est délicate, enfin, on peut compter au nombre des causes prédisposantes, toutes celles qui, en agissant d'une manière directe ou indirecte, portent atteinte à l'organisme, en diminuant les forces vitales de tout le système ou des organes pulmonaires en particulier ; entr'autres, le retour fréquent de cette affection chez le même individu, les évacuations et les hémorrhagies abondantes, l'abus des saignées, etc.

La plus commune des causes occasionnelles est une température froide ou humide, voilà pourquoi

---

(1) Observations sur les affections catarrhales. Paris, 1813.

les variations brusques des qualités physiques de l'air, les vents violens et les pluies abondantes du printemps et de l'automne, rendent les catarrhes plus fréquens à ces deux époques de l'année, tandis qu'ils sont rares en été et en hiver, quand celui-ci est froid et sec. L'inspiration de gaz irritans, la suppression de quelques évacuations habituelles et principalement celle de la transpiration insensible, par un alternatif de chaud et de froid, d'une maladie de la peau; une métastase rhumatismale, peuvent également produire cette maladie. (1)

---

(1) Je pourrais citer plusieurs observations, mais je me bornerai à la suivante qui présente une inflammation chronique de la membrane muqueuse des bronches, par suite de rétropulsion de la gale. J. Michel, marchand de chevaux, à Marmoutier, arrondissement de Saverne (Bas-Rhin), âgé de 38 ans, d'un tempérament sanguin, vint me consulter pour un catarrhe qui durait depuis long-temps, malgré l'usage des remèdes béchiques dont on l'avait fatigué. Je le trouvai pâle et maigre; il était oppressé et tourmenté par une toux presque continuelle; rejetait par l'expectoration, des crachats abondans, grisâtres et d'apparence puriforme; il avait aussi à l'entrée de la nuit un peu de fièvre, qui se terminait par des sueurs sans soulagement sensible. Alarmé de voir un jeune père de famille dans un état si déplorable, je m'informai avec intérêt de l'origine et des progrès de la maladie. Je parvins enfin à savoir qu'il avait eu la gale, et dix-huit à vingt jours après son apparition, il s'était adressé à un chirurgien des environs, qui l'avait guéri en trois jours en le faisant frotter avec une pommade grise ou blanche (expression du malade), que le rhume auquel il fit peu d'attention au commencement, se déclara immédiatement après la guérison de la gale. Je ne doutai plus d'après ce récit, de la véritable cause de la maladie. Je parvins au moyen des diaphorétiques, du syr : de sulf. de potasse, et des vésicatoires appliqués sur le sternum et aux bras, à détourner la congestion vers la poitrine et à rappeler à la peau l'excrétion répercutée : dès qu'elle se montra, tous les symptômes de ce commencement de phthisie s'évanouirent graduellement et les forces revinrent. La gale traitée avec la plus grande circonspection disparut sans retour.

Mais ces causes ne sauraient suffir sans le concours d'un grand nombre d'autres. Il arrive alors de deux choses l'une, ou que la membrane muqueuse pulmonaire est obligée de suppléer à la fonction cutanée, comme beaucoup de physiologistes l'on cru d'après l'observation, ou qu'elle s'affecte et s'irrite sympathiquement, ce qui est encore très-vraisemblable; peut-être aussi que ces deux modifications de l'organe pulmonaire existent en même temps.

Il paraît donc qu'il est facile d'expliquer pourquoi l'inflammation de la membrane muqueuse est endémique dans certains lieux, tels que les pays froids et humides et où règne une atmosphère constamment chargée de brouillards, etc. On expliquera aussi pourquoi le catarrhe pulmonaire est très-fréquent et même épidémique en automne, en hiver et au printemps, saisons où la température est si inconstante, et où l'air acquiert certaines qualités qui le rendent plus propre à irriter les bronches, et à augmenter la fonction de leur vaisseaux exhalans. Enfin, on peut encore expliquer pourquoi les enfans et les vieillards tombent plutôt malades et guérissent plus rarement pendant les épidémies.

Le catarrhe pulmonaire est endémique, sporadique ou épidémique. Ce dernier a souvent un caractère aussi simple que le premier et ne présente pas d'autres indications; mais quelquefois il parcourt et désole de vastes contrées, accompagné d'une fièvre plus ou moins grave.

Il parait évidemment contagieux dans certaines épidémies. Il est endémique dans quelques régions basses, humides et froides.

On est loin d'avoir expliqué clairement la manière d'agir du froid et de l'humidité pour l'occasionner. Cependant l'on s'accorde généralement à dire que c'est en répercutant la transpiration ; mais il me semble que ce n'est pas là résoudre le problême. Il reste à savoir si l'excrétion cutanée, en se portant sur la membrane muqueuse des bronches, l'irrite d'une façon particulière, ainsi que l'affirme le savant Cullen, ou bien comme le pense le célèbre Bichat (1) [ peu satisfait de cette explication ], si, la sensibilité de la peau altérée tout-à-coup, celle de la muqueuse s'altérant sympathiquement, ses exhalans se trouvent en rapport avec le sang qu'ils admettent, au lieu de la sérosité qu'ils reçoivent seules auparavant. Cette théorie, qui, selon lui, est celle de toute inflammation, me paraît préférable.

Tous les observateurs ont remarqué et personne ne conteste aujourd'hui l'étroite sympathie qui lie la peau aux membranes muqueuse, pulmonaire, intestinale et urinaire. Elles sont dans une dépendance mutuelle, soit dans l'état de santé, soit dans celui de maladie, et peuvent, jusqu'à un certain point, se suppléer dans leurs fonctions excrétoires. Les altérations de l'une se font plus ou moins ressentir dans les autres. Les organes digestifs participent presque toujours à l'affection morbifique de la membrane muqueuse des bronches dans le catarrhe pulmonaire, que l'état de l'estomac peut

---

(1) La suppression de la transpiration est une chose purement accessoire et étrangère à l'inflammation qui se manifeste : elle n'est qu'un effet, comme l'inflammation; elle n'en est pas la cause. (Bichat, *Anatomie générale*, tome IV.)

à son tour aggraver et entretenir, ce qui constitue le catarrhe stomacal des auteurs, mais qui n'est autre chose que le catarrhe compliqué d'embarras gastriques.

Cette dépendance est bien plus saillante chez les personnes délicates, les convalescens, les femmes et les enfans de la classe aisée des habitans des grandes villes, qui ne font que peu ou point d'exercice, mènent une vie casanière, se couvrent de vêtemens trop chauds, couchent dans des lits mous, où ils restent à outre mesure, etc. Ces causes rendent la sensibilité de la peau tellement excitable, que la moindre impression du froid ou de l'humidité détermine les rhumes, auxquels ils sont très-souvent sujets, et qui deviennent souvent chroniques, tandis, au contraire, que ceux qui sont obligés par état, ou portés par inclination, à vivre d'une manière opposée, en sont rarement atteints et promptement délivrés.

Le catarrhe pulmonaire débute assez ordinairement par une forte douleur à la tête; la respiration est plus ou moins gênée; on éprouve une espèce d'embarras à l'arrière bouche, qui se propage bientôt aux bronches.

Ces symptômes sont accompagnés de l'abattement des forces, avec propension à l'assoupissement; des frissons le long du dos, ou d'une chaleur assez vive, à laquelle succède une impression de froid désagréable; le moindre degré d'abaissement de la température devient pénible, surtout si l'atmosphère est en même temps chargée d'humidité; la peau est sèche, chaude, dans un état de spasme, qu'on nomme vulgairement chair de poule; les yeux ont une espèce de brillant humide particulier; leurs mouvemens ne s'exécutent qu'avec une sorte de roideur; la face est plus colorée que de coutume; enfin, l'enrouement l'oppression, un mal-aise général se manifestent. Tous ces symptômes peuvent exister sans fièvre, mais elle les accompagne avec des exacerbations à l'entrée de la nuit, quand ils sont violens.

Dans les cas ordinaires, le pouls est à peu près naturel pendant la journée; mais on observe un petit mouvement fébrile vers le soir, la toux est séche et opiniâtre; l'expectoration des crachats muqueux, filans et écumeux, se fait avec de grands efforts, qui augmentent la douleur de tête; l'urine est chez les uns décolorée, chez d'autres plus ou moins rouge.

Peu à peu les crachats acquièrent plus de consistance, exhalent une odeur particulière; ils passent par des nuances insensibles, au blanc jaunâtre opaque : la toux, moins fatigante, les détache plus aisément; lorsque le catarrhe est très-violent, il n'est pas rare de les voir teints de sang.

Souvent il arrive des vomissemens spontanés ou provoqués par des quintes; la respiration toujours gênée, la peau est aride, la langue se recouvre d'un enduit blanchâtre ou jaune; l'appêtit diminue ou se perd, et la fièvre persiste. La durée de cette période varie selon l'âge, la complexion du sujet, le lieu qu'il habite, la constitution médicale, etc.

La fièvre a cessé; chaque fonction a repris son activité, la respiration est libre et aisée, la toux rare; la matière de l'expectoration revient par degré



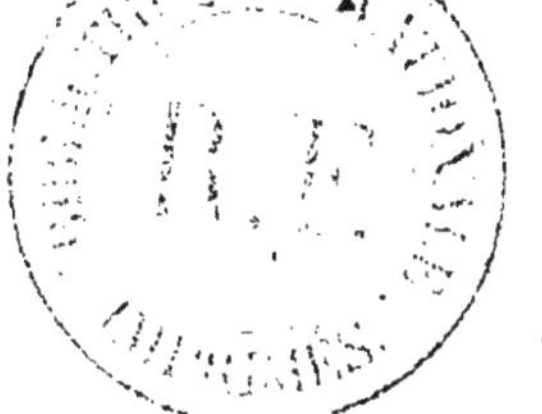

à l'état naturel; la peau est souple et moite; enfin tous les symptômes disparaissent sans crise sensible, ou la maladie se juge par des sueurs, des urines troubles et sédimenteuses, une hémorrhagie nasale, rarement par une diarrhée critique.

Tels sont les phénomènes qu'elle présente quand son caractère est simple. Lorsque le sujet est jeune et vigoureux, d'un tempérament sanguin ou bilieux, les symptômes se développent avec énergie, la marche de la maladie est rapide, son caractère aigu; tandis qu'elle porte une empreinte d'atonie et se prolonge pendant plusieurs mois, ou devient habituelle, après que les phénomènes d'irritation ont disparu chez les personnes faibles et âgées. Delà la distinction du catarrhe en aigu et en chronique. La durée du premier est de trois jours à trois septenaires: celle du second est indéterminée.

Il est rare cependant que cette maladie se prolonge chez les enfans, jusqu'à la fin du quinzième au vingt-unième jour, comme chez les adultes, et qu'il devienne chronique, ou qu'il finisse par la phthisie muqueuse, comme chez les vieillards. Ces sortes de dégénérescences supposent un concours où la nature, encore riche de toutes ses ressources, dirige ses mouvemens vers la santé et l'accroissement de l'individu.

Quand le catarrhe pulmonaire a pris le caractère chronique, ou est devenu une affection constitutionnelle profonde, ou attaque le même individu à des intervalles rapprochés, il altère à la longue la muqueuse bronchique et même le tissus du poumon, donne lieu à de véritables ulcérations et à une phthisie mortelle.

D'autres fois les malades, exténués par une expectoration abondante, d'un goût douceâtre, tombent, par un dépérissement progressif, dans le marasme le plus complet, et finissent leur misérable existence, après avoir passé par tous les degrés de la fièvre hectique, sans que l'on puisse, après leur mort, découvrir aucune trace de lésion organique dans les voies aériennes (1) : témoins, Dehaen, Morton, Bonnet, Portal, Ludolf, et tous les observateurs qui en ont recueilli grand nombre d'exemples. Le fameux Pringle affirme que les consomptions, dans une armée, sont presque toutes la suite d'un rhume négligé. (2)

Chez les personnes fort avancées en âge, la peau, selon la remarque d'un physiologiste célèbre, resserrée et racornie, n'étant presque plus perméable, le produit de la décomposition se porte sur les membranes muqueuses, dont la sécrétion, plus active, supplée à ses fonctions. Le catarrhe pulmonaire, auquel elles sont très-sujettes, devient presque constamment chronique, et se perpétue par la débilité générale.

Celle des muscles expirateurs les rend incapables de faire les efforts nécessaires pour expulser les mucosités dont les voies aériennes sont farcies :

---

(1) « C'est surtout dit M. le professeur Pinel, l'affection de » la membrane muqueuse des bronches qui s'accompagne fré- » quemment de fièvre hectique. Combien de personnes périssent » à la suite d'une excrétion abondante et habituelle, accompa- » gnée de fièvre hectique, et que l'on croit attaquées de phthisie » pulmonaire ! » (*Nosogr. phil* : *T.* 1.er *p.* 363. 5.eme *édit.*)

(2) Maladies des armées, 2.eme partie, cha. 2.

quelquefois elles finissent par les obstruer entièrement, après avoir rempli le tissu lobulaire du poumon, qui ne peut plus exercer ses fonctions, et la mort par suffocation, précédée de râle, devient une suite nécessaire de leur interruption complète. Cet état pathologique des poumons, peu connu autrefois, a été depuis désigné par les modernes, sous la dénomination d'*hépatisation* en blanc. A l'examen du cadavre, on trouve ses organes plus denses qu'ils ne doivent l'être, présentant une masse ferme, grisâtre, lardacée; ils ne font point entendre de crépitation quand on les presse, ou sous l'instrument qui les divise. Dans certains cas, heureusement assez rares, l'inflammation de la membrane muqueuse des bronches se transforme en une maladie terrible, qui semble n'en être qu'une variété, et qui met les jours du malade dans le plus grand danger : elle se manifeste tout-à-coup, ordinairement la nuit, par la gêne excessive de la respiration, une anxiété extrême, au point que la suffocation est à craindre à chaque moment; une ardeur vive dans la poitrine, une expectoration simplement muqueuse ou

---

A l'ouverture du cadavre on ne reconnait d'autre altération que les traces d'une vive inflammation de la membrane des bronches et de la trachée. « Baillie (*) a observé quand ces mem» branes sont enflammées, la secrétion de leurs glandes est aug» mentée, on trouve une grande quantité de matière muqueuse; » on y trouve même quelquefois de la suppuration, et ces diffé» rentes matières sont souvent mêlées à quelques globules d'air. » Tel est l'état de la trachée, dit l'auteur anglais, dans les ca» tarrhes violens; etc. »

(*) (*Anato. Patholog. des organes les plus importans du corps humain, Chap. 5. pag. 75. 3.eme édit. Paris* 1815.)

sanguinolente; l'altération profonde des traits et la fréquence du pouls.

Le catarrhe suffocant, caractérisé par cet ensemble de phénomènes, est presque toujours mortel avant le septième jour.

En compulsant les ouvrages qui traitent du catarrhe pulmonaire, on ne trouve qu'un bien petit nombre d'exemples de sa terminaison par l'induration, les dégénérations squirreuse, cancereuse et la gangrène de la membrane muqueuse : encore ces observations sont-elles incomplètes. Ces suites fâcheuses, assez souvent le résultat des inflammations chroniques des différentes parties qui entrent dans la composition du conduit alimentaire, sont bien décrites et parfaitement connues. (1) Nous n'avons encore que des notions confuses sur les premières.

On a observé fréquemment l'inflammation de la membrane muqueuse des bronches, combinée avec l'angine, la variole, la scarlatine, la pleurésie, la péripneumonie, l'embarras gastrique, les différens ordres de fièvres essentielles, ce qui constitue

---

(1) Baillie a remarqué sur la membrane interne de la trachée, un grand nombre de petits tubercules durs. Cet état de la trachée était accompagné de l'affection squirrheuse des glandes absorbantes qui lui étaient intimement unies. « Il m'a semblé, dit cet » anatomiste célèbre, que cette maladie établie dans les glandes » avait atteint la trachée consécutivement. La trachée est, je n'en » doute pas, exposée à des ulcères déterminés par des causes » qui agissent immédiatement sur elle; mais dans le cas que j'ai » rencontré, l'ulcération était unie à celle de l'œsophage. Comme » cet organe est plus sujet à cette affection, il est probable » que dans ces circonstances, l'ulcération commençant par l'œso- » phage avait gagné la trachée. »

(Baillie, *ouvrage cité p.* 79 *et* 80.)

les fièvres catarrhales des auteurs, et dont on parviendra à reconnaître l'espèce en séparant, par la voie analytique, les symptômes qui lui sont propres de ceux de la phlegmasie à laquelle elle est jointe. Je ne pourrais entrer dans le développement que comporterait chacune des complications; il faudrait une plume plus exercée et plus hardie pour y parvenir.

Un point de dignostique très-embarrassant, même pour les praticiens consommés, les médecins doués d'un tact fin et délicat, d'un coup-d'œil juste et exercé, c'est de pouvoir distinguer certains catarrhes invétérés d'une phthisie commençante. Dans l'un et l'autre cas, le malade dépérit, a des sueurs nocturnes, présente enfin tous les symptômes de la fièvre hectique. Les signes que l'on peut tirer de l'odeur, de la saveur, de la consistance et de la quantité de la matière de l'expectoration, sont fort équivoques. Elle a souvent l'apparence d'un véritable pus, quoiqu'il n'y ait pas d'ulcération; d'ailleurs il est bien certain que la phthisie peut avoir lieu sans ulcération aux poumons ou aux bronches. C'est une vérité bien reconnue aujourd'hui (1)

Le tissu des organes de la respiration est d'une structure si délicate, l'intégrité de leurs fonctions tellement nécessaire à la conservation de la vie, qu'un médecin prudent ne doit jamais négliger les affections capables de leur porter atteinte, quelque légères qu'elles soient en apparence. De

---

(1) Voyez Pinel, Nosogr. philosoph.

fréquens exemples n'apprennent que trop, combien leurs suites peuvent devenir funestes.

Le pronostic dépendra donc de la juste appréciation des forces de l'individu, des symptômes de la maladie, et de toutes les circonstances accessoires qui peuvent la modifier et l'entretenir, telles que les complications diverses, le sexe, l'âge, l'idiosyncrasie, la saison, la constitution de l'air, l'influence des causes locales, le genre de vie, l'état de la poitrine et des organes de la digestion.

Rarement le catarrhe pulmonaire donne lieu à des accidens consécutifs chez les personnes saines; mais ils sont à redouter toutes les fois qu'il tient à la répercussion d'une maladie cutanée, à une métastase rhumatismale, et quand il existe une disposition naturelle ou acquise à la phthisie : il détermine aisément alors la formation des tubercules, et leur suppuration, lorsqu'ils sont déjà développés. On doit présumer que la maladie sera longue, quand la matière de l'expectoration n'offre aucun des signes qui annoncent la coction. Les crachats blancs, ayant l'aspect du lait caillé, décèlent le défaut du ton, de l'énergie propre à l'amener, dans ces catarrhes opiniâtres et interminables qui tourmentent les gens accablés par l'âge, les chagrins ou d'autres causes débilitantes. Il est difficile d'en prévoir l'issue.

En général la phlegmasie bronchiale est d'autant plus dangereuse pour les enfans qui sont éloignés du terme de la puberté. En effet la difficulté de respirer, l'oppression, et surtout le défaut d'expectoration, sont toujours redoutables; on doit craindre alors que le poumon ne s'engorge et ne s'enflamme, ou que le cerveau ne soit trop comprimé, même affaissé par les liquides qui s'y accumulent, à cause de l'obstacle qui les empêche de circuler dans la poitrine.

## *Traitement.*

Toute méthode de traitement doit être fondée sur l'observation attentive de la marche régulière de la nature. Elle semble nous montrer elle-même la route que nous devons suivre, quand nous l'interrogeons avec un esprit dégagé de prévention et de toute idée systématique.

Les moyens à opposer à la maladie ne sont pas les mêmes dans ses différentes phases, lorsqu'elle est légère ou intense, aiguë ou chronique, simple ou compliquée. Chacune de ces circonstances présente des indications variées ou entièrement contraires.

Celles de la première période sont : de soustraire le malade à l'influence de la cause occasionnelle, de modérer l'irritation locale, et de rétablir les fonctions de la peau. Pour remplir les deux dernières, on prescrit des boissons mucilagineuses tièdes, ou légèrement calmantes et diaphorétiques, telles que de l'eau de veau, de poulet, ou une infusion de fleurs dites pectorales, de pavots rouges, de feuilles de bourrache, édulcorée avec le miel, le sirop de capillaire, celui de guimauve, de violette, etc. Ces remèdes simples, secondés par la douce chaleur du lit, suffisent dans les cas ordinaires.

Le petit malade qui tette encore, trouve le plus salutaire des béchiques ou pectoraux dans le lait de la mère ou de la nourrice ; on a soin de rendre alors cette liqueur plus douce et plus onctueuse par un régime convenable.

Après avoir ainsi modéré la violence des symptômes, il ne faut pas trop insister sur la continuation des délayans ; car l'expérience journalière prouve qu'il vaut mieux, vers le déclin de la deuxième période et pendant la durée de la troisième, leur substituer de légers stimulans aromatiques et toniques, comme une infusion de lierre terrestre, de sauge, de camomille, et autre semblable, avec le sirop de stœchas, d'écorce d'orange, etc.

Si le catarrhe est très-violent, et qu'il y ait, en même temps, des signes manifestes de pléthore, la saignée est indiquée et immédiatement après une application de vingt à trente sangsues sur la partie antérieure de la poitrine ; mais il est rare qu'on soit obligé de revenir à la saignée générale.

De petites saignées sont encore avantageuses dans le catarrhe pulmonaire qui attaque les jeunes gens délicats, sujets à l'hémoptysie, pour prévenir la phthisie dont ils sont menacés ; hors ces cas, elle ne peut qu'être préjudiciable et faire passer la maladie à l'état chronique.

On doit donc s'en abstenir toutes les fois qu'elle n'est pas d'une nécessité urgente. Si la toux est très-fatigante et l'expectoration difficile, on la favorise par quelque potion dans laquelle on fait entrer le sirop de diacode ou d'opium, l'oximel, le kermès minéral, l'ipécacuanha en poudre en pastille ou en sirop, mais à petites doses.

Je dois observer qu'il faut être circonspect dans l'administration des opiacés, parce qu'ils peuvent suspendre l'expectoration et déterminer une congestion dans les poumons.

Lorsqu'il existe des signes d'un embarras gastrique, on prescrit un vomitif. On doit être réservé sur l'emploi des purgatifs : ils ont le grand inconvénient de déterminer les mouvemens vers l'intérieur, de fixer les forces vitales sur les intestins, de diminuer celles de la peau, et par conséquent l'exhalation, dont elle en est le siège; ce qui est diamétralement opposé aux indications.

Quand on juge nécessaire de déterminer des évacuations alvines, on doit employer de préférence le tartrate antimonié de potasse, en lavage, dans du petit-lait ou tout autre véhicule approprié. On a l'avantage, en atteignant le but qu'on se propose, de provoquer une moiteur légère et favorable.

Dans le catarrhe chronique l'on combat l'espèce d'inertie dans laquelle sont tombées les forces de la nature, par des moyens plus actifs, propres à remédier au relâchement atonique, qui est toujours la suite des affections de longue durée des membranes muqueuses.

Pour atteindre ce but, on emploie avec succès les pilules de cynoglosse, les amers, le quinquina, les substances balsamiques; entr'autres le baume de tolu, et les préparations pharmaceutiques dont il est la base; le benjoin et l'acide benzoïque. Quand il est fort ancien, ou paraît menacer de se changer en phthisie muqueuse, on cherche à provoquer une action sympathique et révulsive, à l'aide des antimoniaux, de l'ipécacuanha, de la scille, du sulfure de potasse, d'un exutoire, etc.

Tous ces divers remèdes n'agissent que secondairement sur la muqueuse bronchique. Le soufre paraît avoir sur elle une action plus directe, et produit d'heureux effets, en ranimant la puissance des propriétés vitales de l'organe cutané. On le donne sous forme de pastilles, ou combiné avec les extraits amers. On a aussi obtenu un résultat avantageux en faisant respirer les malades au-dessus d'un vase contenant du soufre en fusion.

Il faut avoir soin de seconder l'action de ces médicamens par les frictions sèches, l'habitation dans un lieu sec et élevé, un exercice modéré en plein air, à pied, à cheval ou en voiture; car rien n'est aussi pernicieux, dans ce cas, que le séjour prolongé dans le lit ou dans une chambre chaude et fermée, principalement lorsque les organes digestifs exercent leurs fonctions avec lenteur.

Il n'est pas moins important de régler le régime. Dans le catarrhe aigu, les alimens doivent être légers et pris en petite quantité, surtout le soir; dans le chronique, la nourriture doit être plus abondante et plus substantielle : mais, dans l'un et l'autre, le malade doit s'interdire tous les mets gras, visqueux, les viandes salées et fumées, les vins acides, la bière nouvelle; éviter soigneusement l'humidité des pieds, les grandes assemblées, les promenades au bord de l'eau, et surtout de s'exposer à l'air du soir et de la nuit.

# *Du catarrhe suffocant.*

On n'a pas un instant à perdre dès que le catarrhe suffocant se manifeste, et dont les principaux symptômes sont chez l'adulte, la force, la plénitude et la lenteur du pouls, la respiration stertoreuse, la rougeur du visage, le gonflement des jugulaires et des temporales, l'oppression et la suffocation plus ou moins imminentes : ne voit-on pas que c'est là un coup de sang, ou une attaque d'apoplexie? L'invasion des symptômes du catarrhe suffocant des enfans, se juge par une grande oppression, l'enfant râle et siffle en respirant; le pouls est petit, dur et accéléré, le visage pâle, il y a de l'anxiété, des mouvemens convulsifs; la toux, malgré les plus violens efforts, est nulle ou insuffisante pour débarrasser les voies aériennes, la faiblesse augmente, les extrémités se refroidissent, et la suffocation termine bientôt la scène, à moins que la nature ou les secours de l'art bien administrés ne déterminent une expectoration critique et salutaire. (1)

Puisque le catarrhe suffocant est une maladie

(1) A l'ouverture des cadavres, on trouve un amas considérable de mucosités dans les narines et l'arrière bouche, dans le larynx, la trachée artère et les bronches; ce qui indique d'une manière claire, non seulement la cause de la maladie et de la mort, mais encore les moyens de remédier à l'une, et de prévenir l'autre.

si aiguë et si dangereuse qu'elle peut être promptement mortelle, il faut donc recourir sur le champ à la médecine la plus active; se hâter même d'employer les révulsifs les plus énergiques : prévenir la suffocation, voilà l'indication ou le but qu'on doit se proposer; pour la remplir, qu'on arrête ou qu'on détourne la direction des forces vitales qui tendent à se concentrer sur la partie irritée ou enflammée du conduit aérien. En conséquence, lorsque le malade est pléthorique ou sanguin, qu'on le saigne au bras, ou qu'on lui fasse l'application de vingt ou trente sangsues autour du cou, en pratique on se décide d'après les circonstances, et l'on a aucun égard à quelques disputes des médecins, qui rejettent toute déplétion vasculaire; tandis que d'autres veulent la pousser jusqu'à la syncope. C'est dans la même intention qu'on doit agir sur l'estomac, par des doses répétées de tartrate antimonié de potasse, toujours proportionnées à l'âge, etc., la dose peut être même un peu plus forte que de coutume, afin d'agir d'une manière plus prompte et plus efficace.

L'expérience prouve que ce remède a le double avantage, en excitant une secousse générale qui rétablit l'expectoration, de déterminer aussi une sueur plus ou moins abondante. Les ventouses scarifiées au haut de la poitrine, à la nuque et aux environs de la trachée artère, elles sont utiles pour dégorger le système capillaire de la peau. Plusieurs médecins recommandent aussi l'application de quinze à vingt sangsues à l'anus. Les lavemens purgatifs, les pédiluves chauds plus ou moins répétés, les sinapismes, les vésicatoires appliqués sur la partie antérieure ou postérieure de la poitrine; les linimens avec le camphre et l'ammoniaque sur le cou; enfin, tout ce qui porte le nom de révulsif doit être hardiment employé, pour dissiper l'orage. On a proposé le sulfure de potasse délayé dans du miel ou dans un sirop. Ce remède mérite beaucoup de confiance, on a vu après son administration, la difficulté de respirer, disparaître le lendemain. Il provoque une légère sueur, des nausées et une expectoration des plus abondantes.

Le vésicatoire est un moyen très-efficace, lorsque le catarrhe dépend d'un rhumatisme déplacé; mais on est parfois obligé de le faire précéder par des saignées proportionnées aux forces du malade et à la gravité des accidens. Quand il est occasionné par la métastase d'une affection cutanée, la méthode curative doit être adaptée à la nature de cette maladie.

Un des signes les plus fâcheux, et auquel les praticiens recommandent bien de faire attention, est la difficulté de téter. Tout enfant affecté de catarrhe, qui saisit le mamelon avec vivacité, et le quitte aussitôt, qui le ressaisit et le quitte encore pour prendre haleine et pour tousser, est menacé de suffocation.

Comme, dans ses complications avec d'autres maladies plus graves, le catarrhe pulmonaire n'offre qu'un intêret secondaire, je m'abstiendrai d'aborder cette matière.

Quelle ressource peut nous fournir la thérapeutique pour réparer la désorganisation de la membrane muqueuse, qui résulte de la longue durée du catarrhe, et pour combattre l'induration du poumon?

Puisque cette maladie a des suites si fatales, il est de la dernière importance pour ceux en qui la cause la plus légère la ramène fréquemment, de prendre, pour s'en mettre à l'abri, toutes les précautions que peut suggérer la prudence, et d'avoir recours à tous les moyens hygiéniques propres à rendre leur corps ferme et robuste. Ils doivent suivre un régime fortifiant, porter habituellement des vêtemens légers et chauds; ne se dépouiller que tard de ceux d'hiver, et les reprendre de bonne heure; ne point se livrer aux travaux assidus du cabinet et à des occupations qui nécessitent une vie sédentaire. On les déterminera, si leurs facultés le leur permettent, à entreprendre de longs voyages sur terre ou sur mer, ou, du moins, à aller habiter un lieu salubre et élevé à la campagne. Un cautère peut aussi être un préservatif efficace. Les lotions et les bains froids peuvent également être, dans certains cas, avantageux pour combattre cette susceptibilité à contracter des catarrhes pulmonaires. Celse les conseille, (*L.* 1.er *cap.* 5.) et l'on à vu guérir des jeunes gens que l'on croyait destinés à périr phthisiques. L'action modérée du froid a été salutaire, en augmentant l'énergie des propriétés vitales de la peau et, par sympathie, celles de tous les autres appareils organiques. Mais il serait dangereux de soumettre à un semblable traitement les individus dont la constitution débile serait incapable d'une réaction suffisante. On ne doit donc l'essayer qu'avec circonspection.

# PARALLÈLE

## *De la péripneumonie avec le catarrhe pulmonaire.*

Il n'est pas aussi facile de distinguer un violent catarrhe d'une péripneumonie légère. Pringle n'hésite pas à les déclarer identiques. « On joint avec » raison, dit ce médecin célèbre, les rhumes et les » phthisies aux maladies inflammatoires; car un » rhume récent peut être regardé comme le pre- » mier degré d'une péripneumonie, et un rhume » ancien, comme une phthisie commençante. » ( *Ouvrage cité.* )

M. le professeur Pinel place le catarrhe très-intense sur les confins des deux maladies. (1) Cependant, en observant attentivement la série des symptômes propres à chacune, on reconnaît la possibilité de saisir des nuances assez prononcées pour les discerner.

L'inflammation du tissu parenchymateux des poumons, se caractérise par une douleur pongitive profonde, la dureté et la fréquence du pouls, avec des paroxismes intenses; la rougeur circonscrite de la pommette du côté de l'organe malade, le son obscur que rend le thorax percuté. Dans la catarrhe, la douleur est sourde et gravative, n'occupe pas un point fixe à la partie latérale de la poitrine; la rougeur des joues est égale, le pouls plus souple,

(1) Nosogr. Philos. deuxième volume, page 300, 5.e édition.

les exacerbations du soir moins fortes et de plus courte durée, et le malade peut se coucher sur les deux côtés.

Il peut arriver que le catarrhe parvienne à un très-haut degré d'intensité, caractérisé par des crachats plus ou moins teints de sang, une fièvre intense et continue, une grande oppression de poitrine et un sentiment d'ardeur.

Plusieurs de ces symptômes ont, à la vérité, la plus grande ressemblance avec ceux qu'on remarque dans la péripneumonie; mais on peut encore distinguer ces deux affections, puisque la douleur pongitive, qui est un caractère essentiel de la péripneumonie, ne se rencontre pas dans le catarrhe. D'ailleurs, lorsque la maladie parvient à un tel degré d'intensité, on peut raisonnablement supposer que l'inflammation, bornée d'abord à la membrane muqueuse, s'est étendue au parenchyme du poumon; et, par conséquent, qu'il y a en même temps catarrhe pulmonaire et péripneumonie. Alors, l'inconvénient ne serait pas grand, puisque les indications et le traitement sont les mêmes.

---

## PARALLÈLE

### *Du catarrhe pulmonaire avec la pleurodynie.*

---

L'inflammation rhumatismale des muscles de la poitrine, connue sous le nom de *Pleurodynie*, pourrait être confondue avec le catarrhe pulmonaire grave, si l'on se bornait à un examen superficiel de leurs symptômes; mais il me semble qu'il est assez facile de les distinguer.

Le début de ces deux maladies diffère en ce que dans la pleurodynie, il a lieu sans frisson, ou du moins avec un froid très-léger, tandis que le frisson est toujours marqué dans le catarrhe dont il est ici question, à moins que la maladie n'ait une invasion très-subite. On remarque en outre que la pleurodynie est souvent précédée de douleurs considérables dans les membres, ce qui n'a pas lieu dans l'inflammation de la membrane muqueuse des bronches. La marche de cette dernière maladie est presque toujours régulière et constante. Dans la pleurodynie, au contraire, la marche n'est pas régulière; elle varie même tellement que la maladie peut se prolonger au soixantième jour.

Dans la pleurodynie la douleur de poitrine est plus superficielle que dans le catarrhe; à cette douleur se joint une tension locale qui augmente par la compression. Le moindre contact, la plus légère secousse, causent les douleurs les plus déchirantes; elles sont surtout produites par les mouvemens du tronc et par ceux du bras; symptômes inséparables de cette maladie, qui n'ont pas lieu dans le catarrhe. Cette différence tient évidemment à ce que la pleurodynie a son siège dans les muscles de la poitrine.

La douleur peut dans la pleurodynie, passer alternativement d'un côté à l'autre, quitter même la poitrine, pour se porter au dos, aux lombes, etc. Circonstance bien propre à la faire distinguer de la douleur du catarrhe; car quoique dans cette dernière maladie, la douleur puisse se porter d'un côté de la poitrine à l'autre, elle est toujours renfermée dans la cavité du thorax.

Nous avons déjà vu, que dans le catarrhe aigu, la respiration est très-gênée et accompagnée d'une douleur vive pendant l'inspiration : elle l'est beaucoup moins dans la pleurodynie, et cela provient sans doute, de ce que, les muscles intercostaux, étant contractés, les côtes ne sont presque pas déplacées, et les douleurs qui résultent de leur déplacement, n'ont par conséquent pas lieu. On ne rencontre pas, dans la pleurodynie, cette toux douloureuse qui existe ordinairement dans l'inflammation de la membrane muqueuse des bronches; la fièvre, ce symptôme constant de la phlégmasie trachéale, peut ne pas exister dans la pleurodynie.

Les joues sont toujours rouges dans le catarrhe, elles ne le sont pas dans la pleurodynie : en général, la couleur de la peau ne change point dans les inflammations rhumatismales.

---

## PARALLÈLE

*du Croup, avec le catarrhe pulmonaire.*

Il paraît démontré que le croup a son siège dans la partie supérieure des voies aériennes et qu'il consiste dans une phlegmasie de la membrane muqueuse.

Il me semble donc qu'il n'est pas facile de les

distinguer. M. le professeur Sœmmering pense qu'ils sont identiques. Le croup dès son début est ordinairement pris pour le catarrhe pulmonaire avec lequel il a beaucoup de ressemblance. Cette maladie se caractérise par les symptômes suivans : enrouement, et la respiration se fait avec un peu de difficulté, la fièvre est modérée, le pouls est faible, et la chaleur de la peau assez développée, le sommeil n'est pas tranquille, le malade éprouve de la tristesse, de l'abattement, de l'inquiétude et de l'agitation. Bientôt après la voix s'altère et devient aiguë, le malade est oppressé et ne respire qu'en sifflant, le pouls est faible, accéléré, souvent entrecoupé, le visage rouge et gonflé, la parole impossible, le larynx et le conduit aérien douloureux ; des quintes de toux et de vomissement se succèdent, et font rejetter des mucosités plus ou moins épaisses, la suffocation paraît imminente, la faiblesse est extrême, le malade est alternativement assoupi ou agité, il avale avec plus ou moins de gêne, l'haleine est inodore, les facultés intellectuelles libres. Un grand nombre des symptômes du croup ont à la vérité quelque ressemblance avec le catarrhe pulmonaire; mais la voix sonore dont le timbre est comparé par plusieurs auteurs, au cri d'un jeune coq, (1) symptôme essentiel au croup, et si l'on considère avec une attention scrupuleuse, les causes, les symptômes et la marche du croup, ainsi que le résultat de l'autopsie, par rapport au siège de cette redou-

(1) Principalement par Baillie et Junker.

table maladie, on verra clairement qu'elle diffère de l'affection catarrhale avec laquelle on pourrait le confondre. D'ailleurs si le catarrhe pulmonaire a un très-haut degré d'intensité, l'inconvénient ne serait pas grand, puisque les indications et le traitement sont les mêmes.

---

## PARALLÈLE

### *de la coqueluche, avec le catarrhe pulmonaire.*

La coqueluche est ordinairement prise à son début pour l'inflammation de la membrane muqueuse des bronches. Ne pourrait-on pas les distinguer facilement?

Le malade il est vrai éprouve d'abord les phénomènes du catarrhe pulmonaire; ce n'est ordinairement qu'au bout de quinze jours que la maladie commence à se caractériser. Elle consiste alors dans des quintes pendant lesquelles il y a efforts extrêmes de la toux et suite non interrompue de plusieurs expirations pour une seule inspiration sonore, avec laquelle, la toux convulsive se renouvelle une ou plusieurs fois de la même manière qu'auparavant jusqu'à ce qu'il survienne une expectoration muqueuse ou vomissement des matières contenues dans l'estomac. Pendant la quinte il y a anxiété, gonflement des veines de la tête et pulsations plus fortes des artères de cette partie; coloration de la face; quelquefois hoquet et par la violence de la toux, déjections involontaires de l'urine et des matières fécales. Enfin le célèbre Cullen, observe que cette maladie est presque toujours sans fièvre. Dans la coqueluche, l'irritation des poumons ne paraît être que secondaire puisque beaucoup d'observateurs pensent que sa cause principale est dans l'estomac; tandis que le contraire a lieu dans la phlegmasie de la muqueuse bronchiale. Cette dernière maladie a son siège dans les voies aériennes et quelquefois dans la substance pulmonaire même, et s'il se déclare des symptômes gastriques, c'est pure et simplement par complication ou par l'étroite sympathie qui existe entre les deux conduits. (alimentaire et aérien.)

---

## PARALLÈLE

### *de l'angine trachéale et de l'asthme aigu des anglais, avec le catarrhe pulmonaire.*

---

L'angine trachéale a, ce me semble, quelque analogie avec le catarrhe pulmonaire; cependant en observant attentivement le siège propre à chacune de ces deux affections, il ne sera pas difficile au médecin dégagé de prévention et de toute idée systématique, de saisir bientôt les nuances qui existent entr'elles.

En effet le siège de l'angine trachéale se borne d'abord sur les bords de la glotte, dans le larynx, dans la trachée et dans les premières divisions des bronches. Cette maladie se reconnait, à un sentiment de douleur gravative et de chaleur dans l'intérieur de la gorge, lequel augmente par la pression et force à étendre le cou en arrière, à une respiration très-difficile, une voix aiguë et sifflante, et, le pouls est petit et faible; les anxiétés sont extrêmes, il y a agitation; type continu de trois à sept jours de durée; enfin, terminaison ordinaire par résolution, suffocation qui survient souvent dès les premiers jours, ou par le passage à l'état chronique et à celui d'ulcération ou de phthisie laryngée. Les caractères particuliers de l'angine trachéale sont : un sentiment de constriction dans le larynx, une voix aiguë et tremblante, une douleur très-vive dans les efforts de la déglutition à cause de l'élévation du larynx.

Dans le catarrhe la douleur est sourde et la pression fait rarement souffrir le malade. Enfin, le frisson qui se manifeste dans la phlegmasie de la muqueuse bronchiale, est nul dans l'angine trachéale.

---

L'asthme aigu des anglais a également été confondu avec la phlegmasie que je traite; mais ses traits distinctifs qui dénotent une constriction spasmodique de la poitrine et du larynx, les symptômes effrayans et pathognomoniques qui ne tardent guère à se manifester, lèvent tous les doutes.

*Prudentia judicandi recte de morbis gravissima res est.* (Baglivi, Prœf.)

*FIN.*

BIBLIOTHEQUE RO

www.ingramcontent.com/pod-product-compliance
Ingram Content Group UK Ltd.
Pitfield, Milton Keynes, MK11 3LW, UK
UKHW020454230726
13925UKWH00005B/1932

9 782014 063059